LA
CONSTRICTION PERMANENTE
DES
MACHOIRES DE CAUSE DENTAIRE
SON TRAITEMENT

PAR

Valère DUCHATEAU

DOCTEUR EN MÉDECINE DE LA FACULTÉ DE PARIS
Ex-interne des hôpitaux de Poitiers
Lauréat (1er prix, Médaille d'argent, 1879) (2e prix, Médaille de bronze, 1880)

PARIS
ALPHONSE DERENNE
52, Boulevard Saint-Michel, 52
1883

LA

CONSTRICTION PERMANENTE

DES

MACHOIRES DE CAUSE DENTAIRE

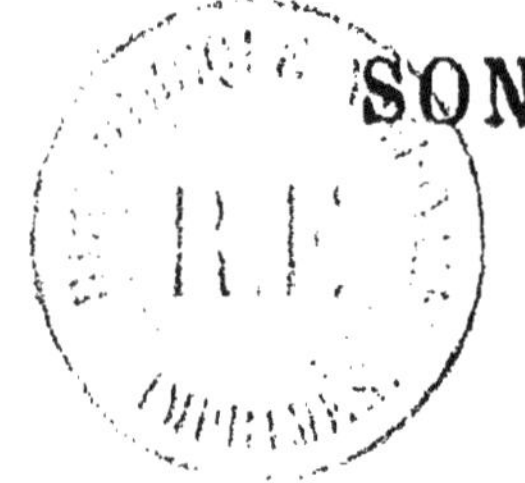

SON TRAITEMENT

PAR

Valère DUCHATEAU

DOCTEUR EN MÉDECINE DE LA FACULTÉ DE PARIS

Ex-interne des hôpitaux de Poitiers

Lauréat (1er prix. Médaille d'argent, 1879) (2e prix. Médaille de bronze, 1880)

PARIS

ALPHONSE DERENNE

52, Boulevard Saint-Michel, 52

1883

A LA MÉMOIRE DE MON PÈRE

A LA MÉMOIRE DE MON ONCLE F. DUCHATEAU

A MA MÈRE

A MON ONCLE EUGÈNE DUCHATEAU

A MES PARENTS

A MES AMIS

A MON PRÉSIDENT DE THÈSE

M. LE PROFESSEUR VERNEUIL

Chirurgien de l'hôpital de la Pitié
Officier de la Légion d'honneur

A MES ANCIENS MAITRES

DANS LES HOPITAUX DE POITIERS

LA CONSTRICTION PERMANENTE

DES

MACHOIRES DE CAUSE DENTAIRE

SON TRAITEMENT

AVANT-PROPOS

Plusieurs observations de constriction permanente des mâchoires nous ont conduit à rechercher les causes souvent bien complexes de cette affection et à étudier les moyens employés jusqu'ici pour y remédier.

En même temps, se présentait à notre esprit la recommandation constante d'un de nos maîtres les plus vénérés, de toujours mettre en garde notre diagnostic, en présence des accidents que peut causer la dent de sagesse.

Tels furent les deux premiers jalons de notre travail.

Nous nous sommes demandé si dans bien des cas d'ankylose ou, pour prendre un terme plus large, de constriction permanente des mâchoires, la cause ne réside pas dans un accident du côté de la dent de sagesse ou des dernières molaires.

L'étude de cette question entraîne nécessairement celle

des modifications à apporter dans la thérapeutique chirurgicale de la constriction permanente.

Nous avons dû considérer les principales méthodes de traitement employées jusqu'à ce jour, et nous sommes arrivé à nous convaincre que si l'on était toujours intervenu dès le début, beaucoup d'accidents plus sérieux auraient souvent été prévenus, et bien des opérations plus graves auraient pu être évitées.

Malgré toutes nos recherches et tous nos efforts, cette œuvre est forcément bien restreinte et reste bien incomplète; aussi, nous prions nos juges de vouloir bien nous accorder toute leur indulgence.

Nous commencerons par offrir tous nos remerciements à M. le professeur Verneuil qui a bien voulu accepter la présidence de notre thèse.

Qu'il nous soit aussi permis d'adresser l'hommage de notre reconnaissance à notre savant et bienveillant maître M. le docteur David dont les leçons et l'expérience journalière nous ont été si utiles. Nous remercions aussi M. le docteur Petit, sous-bibliothécaire de la Faculté de médecine, pour tous les documents qu'il a si gracieusement mis à notre disposition.

OBJET DE LA QUESTION

Nous avons surtout considéré la constriction permanente au point de vue de son étiologie ; et, dans son étiologie, nous avons surtout recherché l'éruption difficile de la dent de sagesse. Mais nous ne pouvons aborder l'étude de la cause que nous croyons si commune, nous ne pouvons parler du genre de traitement qui convient dans ce cas, et qui, bien souvent, a confirmé le diagnostic, sans jeter auparavant un coup d'œil sur la maladie elle-même, sans passer rapidement en revue les différentes autres causes indiquées par les auteurs. Nous verrons aussi les divers genres de traitement qui ont été employés jusqu'à la pratique des derniers procédés opératoires. Le raisonnement deviendra plus facile, le point que nous voulons mettre en lumière ressortira plus clairement, le chemin de la guérison sera tout tracé.

La division de notre travail sera donc : *Première partie* : Nature de la constriction permanente des mâchoires ; *deuxième partie* : Traitement.

PREMIÈRE PARTIE

NATURE DE LA MALADIE

L'expression de *constriction permanente*, de *resserrement permanent* des mâchoires, le *serramento delle mascelle* des Italiens, le *kieferklemme* des Allemands, signifie la fermeture et l'immobilité permanente de la mâchoire inférieure relevée et appliquée contre la supérieure.

La mobilité complète du maxillaire inférieur est pour ainsi dire une partie de la vie. Qu'on en juge plutôt par les nombreux inconvénients auxquels est assujetti le malheureux atteint de constriction permanente des mâchoires. La mastication est devenue impossible, d'où, nombreux désordres dans la digestion, les aliments arrivant mal préparés dans l'estomac et dans l'intestin. On ne peut plus introduire d'aliments solides. L'alimentation par succion présente, il est vrai, une dernière ressource qui a paru suffire dans quelques cas, mais qui bien plus souvent s'est montrée insuffisante. Le vomissement même devient ici une double misère; car outre le malaise inhérent à cet acte, les matières expulsées ne trouvant pas le chemin libre refluent vers les voies aériennes et peuvent causer l'asphyxie.

Ajoutons à cela que la prononciation très difficile rend la parole presque inintelligible, et nous comprendrons sans peine que dans de telles conditions le meilleur caractère déjà surrexcité par la souffrance arrive à s'aigrir très rapidement ; et la vie devient bien pénible.

Étiologie. — Voyons l'origine de cette affection. Les auteurs ont jusqu'ici classé les différents genres de constriction permanente des mâchoires, selon la nature des lésions qui la produisent. Or, ces lésions peuvent se réduire aux suivantes :

1° Contracture du masseter ;

2° Dégénérescence fibreuse du masseter consécutive à l'inflammation ;

3° Brides intermaxillaires ; ces brides peuvent être seulement fibreuses ou devenir osseuses ;

4° Ankylose de la mâchoire.

Les resserrements des trois premières classes sont de fausses ankyloses ; la quatrième seulement est l'ankylose vraie, l'ankylose proprement dite.

Nous laisserons de côté le resserrement purement nerveux de la période algide de la fièvre, de la méningite etc., il est trop passager pour nous occuper ici.

Mais, nous sommes tout d'abord étonné que l'éruption difficile de la dent de sagesse ou la carie d'une des grosses molaires, ait été à peine mentionnée parmi les causes principales de la constriction permanente des mâchoires. Les auteurs qui ont fait les derniers travaux à ce sujet (1) n'en parlent presque pas. Bassini s'y arrête un instant au

1. M. W. de Schulten. De l'ankylose de la mâchoire inférieure et de son traitement 1879, édition française par MM. Petit et Thomas.

sujet de ce qu'il appelle le resserrement nerveux (1). Pour Heydenreich, le resserrement est la plupart du temps de nature inflammatoire (2). Enfin le nouveau *dictionnaire de médecine et de chirurgie pratiques* consacre un article spécial à cette cause qui, selon nous, est une des plus fréquentes (3).

I. — RESSERREMENT PAR CONTRACTURE DU MASSETER.

Soit que l'on considère ce resserrement de nature inflammatoire, soit qu'on dise que ce n'est qu'un resserrement nerveux d'origine périphérique (mais ici durable, sa permanence lui donnant qualité pour entrer dans le cadre de la question), il est causé très fréquemment (et c'est, *presque toujours*, qu'il faut dire quand il s'agit d'un individu de 15 à 35 ans) par un accident du côté du système dentaire en général, et par l'éruption difficile de la dent de sagesse en particulier.

Vers cet âge en effet la dent de sagesse fait sa sortie souvent très difficile. Cette dernière dent la plus irrégulière comme forme, comme position, comme éruption, ne provoque que bien rarement, des accidents généraux contrairement aux dents de la première dentition ; mais, les phénomènes locaux sont plus fréquents et plus graves. Et (ce qui s'accorde très bien avec notre opinion sur les accidents de resserrement) neuf fois sur dix la cause du mal est la dent de sagesse du maxillaire inférieur.

1. Edoardo Bassini. Sul serramento delle Mascelle. Milano 1879.
2. Heydenreich. Th. ag. Paris, 1878.
3. In *nouv. dict. de méd. et chir. pratiques*, art. Mâchoires, T. XXI, p. 201.

Tantôt, la difficulté de l'éruption tient à la dureté fibroïde de la gencive qui recouvre la dent de sagesse et qui se trouve écrasée contre sa couronne pendant la mastication. Tantôt il n'y a plus de place pour elle sur le rebord alvéolaire, la deuxième grosse molaire étant trop rapprochée du bord antérieur de la branche montante. Tantôt sa direction est vicieuse, et sa couronne se dirige vers la joue, vers la langue ou vers la seconde molaire. Quelquefois elle est recouverte par le repli de la muqueuse qui réunit les deux maxillaires, et semble pousser dans son épaisseur. Enfin, la dent de sagesse peut occuper dans le maxillaire une position anormale assez éloignée de celle qu'elle doit prendre dans l'arcade dentaire. Cette éruption dans ces anomalies peut alors provoquer des névralgies, des contractures. etc. ; névralgies s'irradiant sur tout le côté correspondant de la face ; elles sont intermittentes et périodiques, rémittentes ou continues, mais ne cessent définitivement que lorsque tout obstacle à l'éruption de la dent a disparu. Elles s'accompagnent souvent de constriction des mâchoires due à la contracture des muscles masseter, temporal et ptérygoïdien : accident de nature réflexe qui complique presque tous ceux que provoque l'éruption difficile de la dent de sagesse. La rigidité musculaire qui fixe le maxillaire inférieur est quelquefois comparable à celle du trismus tétanique et les deux arcades dentaires sont solidement fixées l'une contre l'autre (1). Et, cet état devient d'autant plus pénible qu'il est plus prolongé.

Notre première observation qui a été faite sur une per-

1. Ch. Sarazin, *Nouv. Dict. de Med. et chir. pratiques*, art. Dent, Dentition, t. XI p. 154.

sonne chère de notre famille vient à l'appui de ce que nous avançons.

Observation I

Une jeune femme de 25 ans, à l'époque de l'éruption d'une dent de sagesse, ressent une douleur vive et croissante dans la région parotidienne gauche et particulièrement accentuée à l'union de la branche montante et du corps du maxillaire inférieur. Céphalalgies violentes et persistantes. De l'angle du maxillaire jusqu'au milieu du corps de l'os le gonflement est notable et toute la gencive est très rouge. La joue du côté malade est aussi très enflée; elle semble même allonger le côté du visage de haut en bas, et donne à la face une asymétrie manifeste.

La mobilité du maxillaire inférieur devient de plus en plus pénible, et la mastication très douloureuse. Le resserrement est bientôt complet et permanent. L'alimentation par les liquides est seule possible.

Cet état dure onze mois et cesse avec la chute spontanée et par petit fragment de cette dent de sagesse gauche du maxillaire inférieur.

Ce qu'a causé ici la dent de sagesse, une carie et même une éruption difficile d'une grosse molaire eût pu le faire, bien que le fait soit plus rare.

Observation II (Personnelle).

Une femme de 20 ans ayant déjà beaucoup souffert des dents vient nous trouver à l'hospice général de Poitiers et nous prie d'examiner sa bouche. Mais une constriction permanente datant de deux mois permet à peine d'introduire entre les arcades dentaires, une mince spatule de pharmacie. Tout examen est impossible. Nous constatons la rougeur, et une forte tuméfaction de toute la région temporo-maxillaire gauche. Bien que la malade souffre beaucoup, et que son alimentation devienne plus difficile de jour en jour, elle se refuse à toute tentative de dilatation de son resserrement des mâchoires et se retire. Nous l'avons revue cinq mois après. Son état était toujours le même. Enfin nous apprenons, dans le courant du même mois, et par la malade elle-même, que sa *dernière grosse dent* est tombée en morceaux. Huit jours après, l'abaissement du maxillaire était normal et la douleur avait beaucoup diminué. Dix jours après tout avait disparu.

Nous avons alors examiné la bouche de cette jeune femme et nous avons constaté que sa deuxième grosse molaire manquait, et qu'elle n'avait pas encore de dent de sagesse. C'était donc ici la deuxième grosse molaire qui avait causé le mal.

Observation III (Personnelle).

Jeune homme de 22 ans ayant une constriction permanente depuis dix jours se présente à l'Hôtel-Dieu de Poitiers. Tout le côté droit du visage est très rouge et très gonflé. La constriction n'était pas complète; il y avait encore un écartement d'un centimètre à peu près. Le côté droit de la mâchoire inférieure est extrêmement douloureux à la pression surtout vers l'angle de l'os. L'alimentation est très difficile, et les souffrances très grandes; après dilatation graduelle à l'aide d'un coin, on aperçut bientôt la dent de sagesse droite inférieure gênée dans sa sortie par la deuxième molaire qui elle-même présentait un point de carie. On sacrifia la seconde molaire : tous les accidents cessèrent bientôt.

Dans les observations précédentes notons seulement avec la chute de la dent ou son dégagement de l'obstacle à sa sortie, la cessation spontanée de la constriction jusque là permanente. Cette remarque nous servira pour l'institution du traitement.

II. — Resserrement permanent par dégénérescence fibreuse des muscles consécutive a l'inflammation.

Ce resserrement d'origine musculaire aussi, mais bien distinct cependant du précédent, ne peut nous être indifférent. Car, s'il est en effet démontré que plusieurs constrictions permanentes sont de sources purement musculaires (1) et tout à fait étrangères à la cause qui nous occupe, combien de fois aussi ne serait-on pas en droit de désirer (pour l'application du traitement) l'assurance de la vraie cause de nombreuses constrictions ayant succédé à des phlegmasies de la cavité buccale, à des abcès, à des phlegmons de la joue, à des myosites plus ou moins primitives et pour lesquelles il est si facile d'invoquer le rhumatisme, la syphilis (2), la scrofule (3).

Nous ne pouvons pas évidemment affirmer que dans chacun de ces cas la dent de sagesse est en jeu. Mais, si l'on pose comme prémisses l'âge du sujet et la nature de son affection, il est bien des chances pour que la conclusion désigne la dent de sagesse ou une molaire, comme la cause première du mal.

N'est-il pas étonnant que sur dix observations rapportées par de Schulten, au sujet du resserrement d'origine mus-

1. Ph. Boyer. *Traité des maladies chirurg.*, 5e éd. t. II, p. 1027.
Fait de M. Verneuil. Th. de Maur, Paris 1874, p. 21.
Bull. Soc. chir., 22 janv. 1851, t. II, p. 19.
Bull. Soc. anat., 1845, p. 276.
Berrut. Th. d'ag. 1866, p. 22.
2. Toirac. *Rev. méd.*, 1828, I, p. 401, obs. II.
3. Le même aut., *loc. cit.* Obs. rapp. entièrement ci-dessous.

culaire, pas une seule observation ne renferme la plus petite mention de l'état du système dentaire?

Obs. II. — Fille de 16 ans. Inflammation de la joue, section musculaire. Mutter, 1840.

Obs. III. — Femme de 42 ans. Myosite du masseter et du temporal, même opération. Bonnet, 1841.

Obs. IV. — Jeune fille. Ulcération étendue du cou, même opération. Schmidt, 1842.

Obs. V. — Homme de 35 ans. Abcès vers l'insertion du masseter, même opération. Fergusson, 1842.

Obs. VI. — Aucune indication. Même operation. Bresciani.

Obs. VII. — Garçon de 15 ans. Scarlatine. Même opération. Schuh, 1844.

Obs. VIII. — Homme de 32 ans. Nécrose partielle du maxillaire. Même opération. Pauli, 1849.

Obs. IX. — Femme de 33 ans. Stomatite mercurielle. Même opération. Little, 1851.

Obs. X. — Homme de 31 ans. Fracture, nécrose. Même opération. Spence, 1859.

Obs. XI. — Enfant de 9 ans. Abcès de la région temporo-maxillaire. Même opération. Rizzoli, 1872.

Et cet étonnement est d'autant plus permis que dans huit de ces observations, comme on peut le voir, il s'agit de sujets de 15 à 35 ans.

Du reste pourrait-on récuser l'observation II, et l'observation XI, parce qu'il s'agit d'une femme de 42 ans et d'un enfant de 9 ans? Qui nous dit, en effet, que la myosite du masseter et du temporal de la femme de 42 ans, n'a pas sa cause première dans une carie d'une grosse molaire (1)?

1. Et du reste, ne sait-on pas que la dent de sagesse a quelque

Qui nous assure, que chez cet enfant de 9 ans, l'abcès de la région temporo-maxillaire n'a pas sa vraie cause dans une évolution dentaire ? Ces deux observations peuvent donc prendre place à côté des autres.

Du reste, en laissant de côté la dent de sagesse ou les molaires, on ne saurait trop dire, s'il peut se produire une dégénérescence des élévateurs longtemps rétractés et immobiles, car à la suite d'ankyloses unilatérales datant de vingt ans, on a remarqué que les muscles du côté sain légèrement atrophiés n'avaient nullement perdu leurs propriétés normales (1).

fois une éruption très tardive? On a cité un cas d'éruption à l'âge de 103 ans. Un auteur du XVIe siècle parle en ces termes, des écarts possibles de la dent de sagesse pour l'époque de son éruption : « Ces « quatre dernières mâchelières doncques restent à sortir en dehors « de leurs estuits et alvéoles jusqu'à la troisième septeine d'ans, qui « est en l'an vingt et unième qu'on commence à se façonner homme. « A d'autres à trante, à autres quarante; et s'il faut ajouter foy au « dire de Pline qui raconte d'un certain Mutianus qui a veu un « nommé Zanches de l'isle de Samotrace, auquel les dents étaient re- « venues en l'aage de cent et quatre ans, il est bien à supposer que « c'estait plus tost quelcune de ses quatre dernières que des autres, « puisquelles sont à quelques uns fort tardives à se montrer. Avi- « cennes tient avec la plus part des anciens, que ses quatre dernières « dents sont poussées hors des gencives au temps que l'homme « commence d'entrer en sa gaillardise et se rendre apte en la géné- « ration, qui est de vingt et un à trante ans, donnent aux dictes un « nom fort propre et convenable, il les appelle en son arabe (Alhalin) « qui signifie (selon la version d'Andrea Bellunençis) dents de pru- « dence et de discrétion, parceque en cest aage l'homme doibt avoir « jugement. » Urbain Hémard, *Recherche de la vraie anathomie des dents et propriétés d'icelles*. Lyon 1581 (cité par Heidenreich, *loc. cit.*).

1. M. W. de Schulten, *op. cit.*, p. 28.

Enfin aucune recherche microscopique, dans ce cas, n'a permis jusqu'ici de constater l'état précis des fibres musculaires; et, la cause en est bien simple : c'est que, dans l'espèce, les examens nécroscopiques sont beaucoup moins nombreux que les observations prises sur le vivant.

III. — Resserrement permanent par brides intermaxillaires.

C'est celui qu'on appelle aussi *resserrement cicatriciel.*

Nous dirons peu de chose de la pathogénie. Des lésions intéressant les joues dans toute leur épaisseur, le vestibule de la bouche, etc., puis des masses fibroïdes très résistantes, amènent promptement l'immobilisation du maxillaire inférieur.

Nous passerons rapidement aussi sur l'anatomie pathologique qui nous entraînerait trop loin et hors de notre sujet. Nous ne pouvons, cependant, passer sous silence que M. le professeur Verneuil a insisté sur la valeur du siège des cicatrices (1) au point de vue de la puissance rétractile et de la résistance aux moyens de traitement. Les brides qui sont situées au niveau des dernières molaires sont celles qui ont la puisssance de rétraction la plus efficace, d'autant plus qu'une rétraction du masseter les accompagne souvent.

Nous dirons aussi que ces brides cicatricielles, soit qu'elles occupent la joue seulement, soit qu'elles relient

1. *Arch. gén. de méd.*, 1860, t. XV, p. 314.

aussi les gencives, peuvent être d'abord et simplement fibreuses, mais qu'elles peuvent aussi s'ossifier.

Nous signalerons enfin les désordres du côté de la parotide, de la sécrétion salivaire, du canal de Stenon dont l'ouverture peut être comprise dans le tissu cicatriciel, l'atrophie du maxillaire.

Arrivons de suite à l'étiologie, car c'est toujours le point que nous nous sommes efforcé de faire ressortir jusqu'ici, la conviction sur la cause étant une condition *sine quâ non* d'un bon traitement.

Quand nous parlions du resserrement d'origine musculaire, nous avions quelque droit, semblait-il, de revendiquer une bonne part en faveur de la cause que nous disons si commune. Mais à présent qu'il s'agit du resserrement cicatriciel, ne sommes-nous pas trop exigeants? Voyons encore ici si l'on ne pourrait donner une place, une large place même, à notre cause de prédilection.

Et d'abord, quelles causes a-t-on invoquées pour ces resserrements cicatriciels? Des stomatites de toutes natures, des phlegmons, des abcès, des fistules, comme nous le verrons tout à l'heure? Or, combien de stomatites rebelles n'ont-elles pas été causées par des accidents dentaires, puis abandonnées à elles-mêmes et à toutes leurs funestes suites? Combien d'ulcérations et d'ulcérations graves n'en ont-elles pas imposé à d'habiles chirurgiens, et n'étaient au fond qu'un simple accident de la dent de sagesse? Combien de phlegmons n'ont cédé, combien d'abcès n'ont guéri, combien de fistules ne se sont taries et fermées qu'après l'avulsion de la dent de sagesse reconnue enfin pour la vraie cause du mal? Combien de trop puissantes cicatrices n'ont été que le résultat inévitable de la maladie laissée à elle-même et se terminant ainsi après la sortie de fragments d'os nécrosés, et l'élimination trop tardive de la dent de sagesse (1) ?

Observation XII

Jeune homme de 25 ans, d'une très forte constitution, affecté depuis longtemps d'une énorme fluxion et chez lequel existait près de l'angle de la mâchoire une fistule qui laissait passer de temps en temps de petits fragments de l'alvéole. La maladie avait été jugée de nature scrofuleuse et traitée comme telle. L'examen attentif des parties fit reconnaître qu'elle dépendait de la position vicieuse que la dent de sagesse d'en bas avait été obligée de prendre faute d'espace suffisant pour se loger convenablement. Dès qu'il fut possible d'en faire l'extraction, le malade fut guéri (2).

Les ulcérations produites par l'éruption difficile de la dent de sagesse peuvent affecter la gencive, la joue ou la langue (3).

Observation XIII

Jeune soldat ayant une ulcération de la joue accompagnée de constriction des mâchoires et de périostite phlegmoneuse de la branche mon-

1. Les racines des deux dernières molaires sont situées au-dessous du niveau du plancher de la bouche ; cette considération peut aider dans l'étude du processus inflammatoire.

2. A. Toirac. Mémoire sur la dernière molaire. Rev. med. 1828, obs. III, p. 409.

3. Ch. Darazin, Art. Dent. Dentition. *nouv. dict. de med et chir. prat.* t. XI, p. 155.

tante du maxillaire. L'ablation de la dent de sagesse déviée en dehors fit bientôt cesser ces accidents (1).

Observation XIV

Homme auquel on a ouvert un abcès profond de la région sus-hyoïdienne accompagné de constriction des mâchoires.

Lorsqu'il fut possible d'écarter suffisamment les arcades dentaires, on put reconnaître un ulcère limitant en avant le bourrelet gingival qui recouvrait la dent de sagesse dont l'éruption avait été le point de départ des accidents (Ch. Sarazin, *loc. cit.*).

Observation XV

Paysan de Lisieux. Éruption difficile de la dent de sagesse, fistule, portion nécrosée de l'alvéole tombant et s'échappant par la fistule. La dent bientôt libre suit le même chemin, et la guérison s'en suit (Toirac, *loc. cit.* p. 409).

Et pour faire voir combien de temps peut durer la maladie, citons encore l'observation suivante :

Observation XVI

L'épouse d'un de nos plus illustres maréchaux de France a éprouvé les mêmes accidents à la pousse d'une dent de sagesse et la maladie a duré près de 4 ans (Toirac, *loc. cit.*).

Enfin, citons le commencement de la longue et intéressante observation que Toirac nous fournit encore dans son mémoire sur la dernière molaire.

1. Ch. Sarazin, *op. cit.*

Observation XVII

Le nommé Boulangé Joseph, corroyeur, me fut adressé le 18 octobre 1825 par M. le docteur J. Cloquet. La joue droite était gonflée d'une manière extraordinaire. La tuméfaction s'étendait depuis les paupières qui étaient infiltrées jusqu'à la clavicule. La face et le cou étaient parsemés de nombreuses cicatrices résultant d'abcès qui s'étaient ouverts naturellement ou qu'on avait été obligé d'inciser.

Depuis plus de vingt mois, le malade ne pouvait ouvrir la bouche et ne se nourrissait que de bouillons et de légers potages, que l'absence d'une petite molaire supérieure du côté gauche permettait d'introduire par cette voie. Il portait en outre à trois pouces de l'angle de la mâchoire une fistule par où s'écoulait une grande quantité de sanie purulente; fistule dont les contours boursoufflés étaient garnis de bourgeons charnus de mauvaise nature.

Plus bas, sur le cou il en existait une autre, un stylet introduit dans la première pénétrait obliquement d'avant en arrière à plus de trois pouces de profondeur, et se trouvait arrêté par un os qui était à nu et que j'ai supposé être la racine de la dent de sagesse (Toirac, *loc. cit.*).

Nous dirons plus loin au sujet du traitement, comment le diagnostic de Toirac fut confirmé et quel moyen fut employé pour guérir le malade.

Quand, après la lecture d'observations aussi probantes, nous nous transportons en face des derniers travaux de Schultén (1) et de Bassini (2), l'étonnement que nous avions manifesté au sujet des resserrements musculaires renaît dans notre esprit plus fort encore qu'auparavant.

1. W. de Schultén, de l'ankylose de la mâchoire inférieure et de son traitement, édit. française de MM. Petit et Thomas, 1879.
2. E. Bassini : *Sul serramento delle Mascelle.* Milanos, 1879.

Et, nous ne faisons allusion ici qu'à des observations de resserrements cicatriciels où on a appliqué un traitement chirurgical soit sur les cicatrices elles-mêmes, soit sur le maxillaire (non sur la dent).

Mais nous dira-t-on, les causes de la maladie sont presque toujours bien nettement indiquées : ce sont des noma à la suite de typhus, des fièvres typhoïdes, scarlatines, rougeoles, des stomatites (mercurielles surtout), des ulcérations de nature strumeuse, syphilitique etc ; n'est-ce pas suffisant ? Nous reconnaissons très bien la valeur de ces indications, nous croyons toutes ces causes, même seules, très suffisantes pour produire les accidents en question. Mais nous le répétons, quand il s'agit de constrictions des mâchoires, quand il s'agit d'un adulte, d'un jeune sujet, et même d'un enfant, (nous en avons dit plus haut la raison) ne doit-on pas d'abord porter son attention sur le système dentaire, quelle que soit la maladie sur laquelle viennent se greffer le nouvel accident ?

Or, dans toutes les observations suivantes (et nous y reviendrons au sujet du traitement), il n'est pas fait la moindre mention du système dentaire.

Obs. XVIII. — Garçon de 7 ans. Stomatite mercurielle. Dilatation. Dieffenbach.

Obs. XIX. — Garçon. Stomatite mercurielle. Dilatation. Dieffenbach.

Obs. XX. — Garçon de 10 ans. Noma. Typhus. Dilatation. Dieffenbach.

Obs. XXI. — Jeune fille. Fièvre typhoïde. Noma. Dilatation. Marjolin.

Obs. XXII. — Ouvrière. Fièvre typhoïde. Noma. Dilatation. Aubry.

Obs. XXIII. — Fille de 10 ans. Stomatite. Section des cicatrices. Gensoul, 1830.

Obs. XXIV. — Fille de 11 ans. Scrofule. Stomatite mercurielle. Section des cicatrices. Dieffenbach.

Obs. XXV. — Fille de 16 ans. Noma. Même opérat. Velpeau, 1838.

Obs. XXVI. — Jeune homme. Noma. Même opérat. Velpeau.

Obs. XXVII. — Fille de 8 ans. (Pas de cause indiquée). Schuh.

Obs. XXVIII. (Pas d'âge indiq.). Stomatite mercurielle. Meyer, 1847.

Obs. XXIX. — Fille de 7 ans. Noma. Rizzoli, 1872.

Obs. XXX. — Fille de 9 ans. Stomatite mercurielle. Brainard, 1853.

Obs. XXXI. — Fille de 17 ans. Stomatite mercurielle. Brainard, 1853.

Obs. XXXII. — Homme de 19 ans. Nécrose de cause inconnue. Fergusson, 1863.

Obs. XXXIII. — Homme de 19 ans. Nécrose de cause inconnue. Wilms, 1858.

Obs. XXXIV. — Garçon de 17 ans. Stomatite mercurielle. Smith Warner, 1858.

Obs. XXXV. — Aucune indicat. Même traitement. Heath, 1863.

Obs. XXXVI. — Homme de 17 ans. Abcès de la joue droite. Barnard Holt, 1863.

Obs. XXXVII. — Femme de 18 ans. Stomatite mercurielle. Heath, 1862.

Obs. XXXVIII. — Fille de 7 à 9 ans. Stomatite. Verneuil, 1863.

Obs. XXXIX. — Femme de 38 ans. Stomatite mercurielle. Cartwright.

Obs. XL. (Pas d'indicat. d'âge). Noma. Bryk.

Obs. XLI. — Fille de 10 ans. Ulcérations graves. Rizzoli.

Obs. XLII. — Fille de 17 ans. Noma. Paget, 1870.

Obs. XLIII. — Fille de 10 ans. Rougeole, gangrène. Lawson, 1876.

Obs. XLIV. — Homme de 29 ans. Scorbut. Myotomie sous-cutanée. Dieulafoy, 1839.

Obs. XLV. — 19 ans. Gangrène de la joue. Même traitement. Buck, 1840.

Obs. XLVI. (Aucune ind.). Même traitement. Guérin.

Obs. XLVII. — Garçon de 12 ans. Maladie fébrile aiguë. Résection. De Schulsten, 1876.

Obs. XLVIII. — 21 ans. Nécrose. Section des cicatrices par l'extérieur. Mott, 1829.

Obs. XLIX. — (Pas d'âge ind.). Nécrose. Même trait. Mott, 1829.

Obs. L. — (Pas d'âge ind.). Nécrose. Blasius, 1840.

Obs. LI. — (Pas d'âge ind.). Nécrose. Velpeau, 1839.

Obs. LII. — Fille de 13 ans. (Pas de cause indiquée). Carnochan, 1842.

Obs. LIII. — 18 ans. Stomatite mercurielle. Toland, 1853.

Obs. LIV. — 9 ans. Stomatite mercurielle. Niemeyer, 1854.

Obs. LV. — Garçon, 15 ans. Stomatite mercurielle. Niemeyer.

Obs. LVI. — Garçon, 9 ans. Fièvre grave. Nécrose partielle. Niemeyer.

Obs. LVII. — (Pas d'âge ind.). Stomatite ulcéreuse. Langenbeck, 1851.

Obs. LVIII. — Fille de 10 ans. Stomatite. Bojanus.

Obs. LIX. — 8 ans. Stomatite ulcéreuse. Wilms.

Obs. LX. — 11 ans. Noma. Langenbeck Israël.

Obs. LXI. — Femme de 50 ans. Noma à 9 ans. Section de cicatrices et maloplastie. Gensoul.

Obs. LXII. — Homme de 19 ans (pas de cause ind.). Dieffenbach.

Obs. LXIII. — Jeune femme. Stomatite mercurielle. Mutter, 1844.

Obs. LXIV. — Garçon de 12 ans. Typhus. Noma. Blasius, 1848.

Obs. LXV. — Garçon de 7 ans. Noma dans le jeune âge. Klose et Paul, 1850.

Obs. LXVI. — Homme, 36 ans. Ulcère probablement syphilitique. Ried, 1853.

Obs. LXVII. — Garçon, 14 ans. Noma. Von Bruns.

Obs. LXVIII. — 14 ans. Typhus. Noma. Nécrose. Langenbeck.

Obs. LXIX. — Fille, 10 ans. Noma. Michel, 1863.

Obs. LXX. — Femme, 26 ans. Stomatite mercurielle. Michel (*Arch. f. Klin.* ch. Bd IV, page 181).

Obs. LXXI. — Femme, 17 ans. Ulcération chronique de la peau. Ried.

Obs. LXXII. — Fille de 12 ans. Typhus. Gangrène. Estlander.

Obs. LXXIII. — Homme, 29 ans. Gangrène. Nécrose partielle. Durham.

Obs. LXXIV. — Fille, 20 ans. Stomatite ulcéreuse. Substitution de la peau à la muqueuse. Iasche, 1858.

Obs. LXXV. — Jeune femme. Substitution de la peau à la muqueuse. Iasche, 1858.

Obs. LXXVI. — Garçon de 6 ans. Nécrose de la branche montante. Section de l'os pour une fausse articul. Rizzoli.

Obs. LXXVII. — 12 ans. Noma. Typhus. Section de l'os pour une fausse articul. Rizzoli.

Obs. LXXVIII. — Femme, 23 ans. Périostite suppurée. Section de l'os pour une fausse articul. Rizzoli.

Obs. LXXIX. — Fille de 7 ans. Aucune indication de cause. même trait. Von Bruns, 1867.

Obs. LXXX. — Petite fille, aucune indication de cause. Huguier.

Obs. LXXXI. — Jeune fille. Aucune indication de cause. Boinet, 1863.

Obs. LXXXII. — Garçon, 14 ans. Noma, typhus. Langenbeck, 1861.

Obs. LXXXIII. — Femme, 24 ans. Cause inconnue. Carlo Esterle.

Obs. LXXXIV. — Garçon, 10 ans. Noma. Typhus. Rizzoli.

Obs. LXXXV. — (Pas d'âge ind.). Nécrose. Burci, 1863.

Obs. LXXXVI. — (Pas d'âge ind.). Noma. Mazzoni, 1863.

Obs. LXXXVII. — Garçon, 13 ans. Noma. Typhus. Aubry, 1863.

Obs. LXXXVIII. — 26 ans. Noma. Typhus. Aubry, 1864.

Obs. LXXXIX. — Fille, 13 ans. Abcès de la joue. Typhus. Démarquay, 1869.

Obs. XC. — 17 ans. Noma. Nagel, 1869.

Obs. XCI. — Garçon, 14 ans. Noma. Typhus. Mazzoni, 1874.

Obs. XCII. — (Pas d'âge ind.). Noma, même opération, même opérateur.

Obs. XCIII. — (Pas d'âge ind.). Noma. Idem.

Obs. XCIV. — 18 ans. Noma. Gherardi, 1877.

Obs. XCV. — (Pas d'âge ind.). Noma. Idem.

Obs. XCVI. — Idem. Phlegmon. Idem.

Obs. XCVII. — (Pas d'âge ind.). Pustule maligne. Bottini.

Obs. XCVIII. — 22 ans. Stomatite mercurielle. Résection. Ried, 1857.

Obs. XCIX. — Fille de 8 ans. Affection ulcéreuse de nature inconnue. Wilms, 1858.

Obs. C. — Garçon, 16 ans. Noma. Typhus. Esmarch, 1860.

Obs. CI. — Femme, 25 ans. Scarlatine. Noma. Wagner, 1860.

Obs. CII. — Soldat, 24 ans. Typhus. Noma. Grube, 1860.

Obs. CIII. — (Aucune indication). Henry Mitchell, 1862.

Obs. CIV. — Garçon de 15 ans. Nécrose. Heath, 1863.

Obs. CV. — (Aucune indication). Boinet, 1863.

Obs. CVI. — Fille, 23 ans. Stomatite mercurielle. Heath, 1865.

Obs. CVII. — Homme, 21 ans. (Pas d'indication de cause). Bernard of Clifton.

Obs. CVIII. — Garçon. Noma. Dumreicher, 1867.

Obs. CIX. — Garçon de 17 ans Typhus. Noma. Estlander, 1872.

Obs. CX. — Femme, 23 ans. Noma dans l'enfance. Bryk.

Obs. CXI. — (Aucune indication). Gallozzi, 1867.

Obs. CXII. — (Pas d'âge ind.). Phlegmon parotidien. Gallozzi 1868.

Obs. CXIII. — (Pas d'âge ind.). Noma. — Même opération. Gurdon Buck 1869.

Obs. CXIV. — Fille, 10 ans. Fièvre typhoïde. Noma. Demarquay, 1869.

Obs. CXV. — Fille, 17 ans. Scarlatine, gangrène. Mac-Cormac, 1870.

Obs. CXVI. — (Pas d'âge, pas de cause). Palasciano, 1865.

Obs. CXVII. — Homme, 20 ans. Fièvre typhoïde. Cazin. Décembre 1877.

Obs. CXVIII. — Femme, 23 ans. Périostite, suite de l'extraction d'une grosse molaire. Désarticulation. Bryk. 1869.

Excepté l'observation LXXVIII qui mentionne comme cause des cicatrices : périostite suppurée (sans cependant donner d'indication plus explicite), et l'observation CXVIII : périostite consécutive à une opération dentaire, il n'est pas un seul autre de ces cas où la moindre remarque soit faite au sujet du système dentaire ; ou plutôt il y a bien au sujet de l'observation CXVII une remarque, mais à notre avantage, car on a dit dans la discussion qu'a suscitée cette observation à la Société de chirurgie, que dans ce cas la simple avulsion de la dent de sagesse eût suffi (1).

Donc dans tous ces cas, comme dans les resserrements précédemment étudiés, la cause que nous avançons n'a pas dû être étrangère à ces accidents. La plus petite mention du contraire, dans chaque observation citée peut seule prouver que nous sommes dans l'erreur ; or cette mention n'existe pas. Nous sommes donc en droit d'après les considérations émises plus haut et d'après les observations XII, XIII, XIV, XV, XVI, XVII, sans compter toutes celles que nous devons encore citer, d'affirmer que souvent, le resserrement cicatriciel a sa cause dans une évolution dentaire, dans un accident du côté des molaires et de la dernière molaire en particulier. Nous croyons qu'au commencement de l'âge adulte et dans le jeune âge une évolution dentaire, une carie dans l'âge adulte et même dans un âge plus avancé (2) est souvent venue compliquer une affection peut être déjà grave ; et, si l'on avait soin dès le début, de rechercher de ce côté, on trouverait fréquemment, que là est la source de tout le mal, et que la maladie générale, s'il y en avait une, n'a fait qu'aggraver la situation.

1. Bull. Société de chirurgie 1877, p. 739.

2. Voir la note (1) de la page 16.

IV. — Resserrement permanent par ankylose de l'articulation temporo-maxillaire.

Des resserrements précédents aux resserrements qu'on appelle *articulaires* il n'y a qu'un pas ; et même, il est souvent difficile de fixer la limite, de dire par où a commencé l'ankylose.

Mais commençons d'abord par éliminer les raretés ; les phlegmasies aigues primitives avec lésions persistantes, les arthrites chroniques idiopathiques et hyperplasiques sont heureusement peu fréquentes.

L'arthrite par propagation est moins rare ; et c'est ici que nous nous arrêtons ; car, si l'on peut trouver sans peine des observations d'arthrites résultant d'ostéite ou de périostite du temporal, d'une otite, de nécrose phosphorée du maxillaire, de traumatisme : combien serait-il plus facile de trouver des cas d'arthrite ayant leur cause première dans l'éruption d'une dent de sagesse dans la carie d'une molaire ?

Recherchons encore ici les divers accidents produits par cette dernière molaire ; voyons si d'après les auteurs, nous lui faisons jouer un rôle exagéré.

Établissons d'abord en principe, que l'inflammation du périoste et de l'os du corps du maxillaire peut gagner la branche montante et le condyle.

Or, voyons comment l'auteur de l'article Mâchoires dans le nouveau dictionnaire de médecine et de chirurgie pratiques semble, pour ainsi dire, se complaire à accuser la dent de sagesse de provoquer ces premiers accidents.

Quand (1) on a observé des lésions d'ostéopériostite développée au voisinage d'une dent et s'étendant à tout le corps de l'os, il s'agissait presque toujours d'une lésion des dernières dents molaires, ou d'une ostéopériostite consécutive à l'éruption de la dent de sagesse. Quelquefois on observe depuis un simple abcès sous-périostique jusqu'à la nécrose d'une portion étendue du maxillaire, et l'élimination spontanée ou provoquée de la dent de sagesse. Les malades atteints de cette grave complication, ajoute le même auteur, présentent d'abord une difficulté d'écarter les mâchoires et un gonflement douloureux de la région massétérine. Chez quelques malades tout se borne à cet accident qui peut être guéri par l'application de sangsues ou de vésicatoire sur la région : chez d'autres le gonflement persiste, la peau rougit, les ganglions s'engorgent si le sujet est lymphatique : la constriction des mâchoires augmente, et il y a un moment où les malades sont considérablement gênés. Puis, des abcès se forment et s'ouvrent ou du côté de la bouche ou du côté de la joue. Aussitôt que le pus se fait jour il y a une détente, les malades peuvent écarter les mâchoires, mais le mal n'est point guéri pour cela ; il reste une nécrose et une nécrose dont le sequestre demandera de 13 à 15 mois pour être mobile et pouvoir être extrait.

M. Desprès cite à l'appui un cas de ce genre observé par lui à l'hôpital Cochin, et où l'intervention chirurgicale a été nécessaire.

En cas de périostose des mâchoires, c'est la dent de

1. A. Desprès. *In nouv. Dict. méd. et chir. pratique*, art. Mâchoires.

sagesse qui le plus souvent a été enkystée de la sorte dans une ostéopériostite ossifiante.

Quant à la nécrose du maxillaire, ses causes ordinaires sont les abcès sous-périostiques, les ostéites, les périostites liées à des troubles de nutrition des dents et à l'éruption de la dent de sagesse. Et, quand la nécrose est consécutive à l'éruption de cette dent il y a nécrose partielle de l'angle de la mâchoire, ou nécrose partielle du corps au niveau d'une molaire, ou nécrose du bord antérieur de la branche montante, du niveau de la ligne oblique qui part de cette branche montante pour aller rejoindre la ligne mylohyoïdienne; autrement dit, une nécrose de toute la portion d'os qui est soulevée par la dent de sagesse et qui a été comprimée par elle.

Enfin, et comme pour terminer ce terrible réquisitoire, nous trouvons au sujet de la nécrose phosphorée la phrase suivante : « On peut dire que les nécroses des mâchoires les plus fréquentes sont celles qui existent chez les sujets ayant de mauvaises dents; celles qui arrivent ensuite, sont les nécroses consécutives à l'éruption difficile de la dent de sagesse. »

M. le professeur Guyon, dans son savant article du dictionnaire encyclopédique, n'est pas moins sévère à l'égard de cette dernière molaire.

Ajoutons à tout cela, d'après une statistique faite par M. le Dr David, que sur cent personnes, pendant l'éruption de la dent de sagesse, soixante-quinze en souffrent.

L'enchaînement des faits jusqu'à l'ankylose est désormais facile : l'inflammation est propagée jusqu'à l'extrémité de la branche montante, et si l'on n'intervient, l'immobilité sera bientôt complète.

Les mouvements ordinaires, la mastication (bien qu'elle soit déjà très gênée), s'opposent d'abord à la formation et à la rétraction du tissu cicatriciel ; mais, ces mouvements ont d'autant moins de chance de prévenir les accidents, que l'arrêt de la mâchoire se fait dans l'élévation, et dans l'élévation forcée. Car, outre que l'abaissement du maxillaire provoque alors une vive douleur, la puissance des élévateurs l'emporte de beaucoup sur celle des abaisseurs.

L'immobilité ainsi prononcée n'a qu'un résultat plus ou moins éloigné : l'ankylose. Cependant, dans ce cas les ankyloses osseuses complètes sont rares. La disposition du périoste relativement aux surfaces articulaires, signalée par M. le professeur Gosselin (1) nous explique comment une inflammation de cette membrane et même une nécrose du condyle, peuvent survenir sans lésion marquée de l'article.

Du reste, comme nous l'avons fait remarquer précédemment, les examens nécroscopiques ont été rares à ce sujet. De sorte qu'on est à peine en mesure d'être bien précis et affirmatif sur la nature exacte de la lésion.

Voyons maintenant les observations que nous avons recueillies sur des cas d'ankyloses consécutives à une maladie de l'articulation. Est-il une seule observation dans laquelle soit relaté aussi brièvement que possible l'état du système dentaire ? Oui, une seule rapportée par Beal (2), au sujet

1. Gosselin. Rech. sur quelques cartil. diarthroïd. *Bullet. Soc. anat.* p. 246, 1841.

2. Beal. *Thèse de Paris* 1876, p. 11.

d'un fait de M. le professeur Richet, mais il n'y en a pas d'autres.

On peut nous dire que parmi les nombreux faits cités par l'auteur allemand (1), il en est beaucoup (nous l'accordons), qui semblent de prime abord tout à fait étrangers à la cause que nous recherchons. Qui nous le prouve? Et même, quand il s'agit d'une arthrite temporo-maxillaire ayant succédé à un traumatisme (2), nous serions heureux de savoir si un accident dentaire n'a pas été la dernière cause déterminante chez un malade déjà prédisposé par un mauvais état général ou local, acquis ou diathésique.

Et, ce qui est surtout remarquable, c'est qu'ici comme dans les observations précédentes, il s'agit presque toujours de jeunes gens ou d'adultes, sauf quelques enfants qui pour des raisons déjà énoncées peuvent très bien ici conserver leur place.

Obs. CXIX (3). — Enfant, 12 ans. Chûte sur le menton. Dilatation simple. Velpeau.

1. De Schultèn, *op. cit.*

2. Par traumatisme, dans l'espèce, nous ne voulons parler que de fractures simples, directes : coup de poing sur la figure, sur un maxillaire déjà malade, ou fractures indirectes : chûte sur le menton, déterminant par contre coup des lésions articulaires.

Il est bien entendu, par exemple, que nous sommes loin de croire à l'influence de l'évolution dentaire dans le cas de Larrey (in Berrut, Th. ag. Paris, 1866, p. 29), où il s'agit d'un adulte ayant eu une fracture comminutive des deux maxillaires par un éclat d'obus.

3. Le travail de de Schultèn étant placé à un autre point de vue que le nôtre, ses observations étant mélangées ici avec celles d'un grand nombre d'autres auteurs, nous avons été obligé pour éviter toute confusion et pour ne pas multiplier les notes explicatives

Obs. CXX. — Soldat. Ankylose a frigore. Même opération. Larrey (Th. Sarrazin, 1854).

Obs. CXXI. — Femme, 33 ans. Arthrite rhum. (temporo-maxillaire). Grube.

Obs. CXXII. — Jeune fille. Traumatisme. Spencer Watson, 1867.

Obs. CXXIII. — Jeune fille. Chûte sur le menton. Guyon (*Dict. encyc.*).

Obs. CXXIV. — Femme, 20 ans. Refroidissement probable. Estlander, 1873.

Obs. CXXV. — Homme, 26 ans. (Pas d'indication de cause). Maur, Th. 1874.

Obs. CXXVI. — Enfant, 13 ans. Chûte sur le menton. Bassini.

Obs. CXXVII. — (Aucune indication). Résection. Bardeleben, 1855.

Obs. CXXVIII. Homme de 20 ans. Fracture du temporal et du pariétal. Résection. Ditt., 1859.

Obs. CXXIX. — Fille, 21 ans, Abcès de la région temporale, Section. Grube.

Obs. CXXX. — Homme, 21 ans. Abcès. Section. Humphry, 1862.

Obs. CXXXI. — Femme, 28 ans. Scarlatine. Section. Wagner.

Obs. CXXXII. — (Pas d'âge indiqué). Arthrite strumeuse. Palasciano.

Obs. CXXXIII. — Homme de 24 ans. Ank. depuis l'enfance. Section. Rossander 1866.

Obs. CXXXIV. — Homme de 27 ans. Scarlatine arthrite. Résection. Middeldorpf et Fischer 1868.

d'adopter un ordre particulier pour les observations rapportées dans notre thèse ; ainsi notre observation CXIX correspond à l'observation I de la page 79 de de Schultèn et notre observation CXXVII à l'observation I de la page 81 du même auteur.

Obs. CXXXV. — Fille de 12 ans. Scarlatine, abcès, otite. Section. Whitehead 1874.

Obs. CXXXVI. — Femme de 20 ans. Scarlatine. Abcès temp-max. Résection. Mason 1876.

Obs. CXXXVII. — Homme de 20 ans. Ostéopériostite due à la dent de sagesse. Résection. Richet 1876.

Obs. CXXXVIII. — Enfant de 13 ans. Pas d'indic. de causes. Section. de Schultèn 1877.

Obs. CXXXIX. — Enfant de 7 ans. Tuméfact. de la rég. temp-max. Section. Rossander.

Obs. CXL. — Homme de 22 ans. Nécrose du condyle. Résection. Pozzi 1877.

Nous ne dirons rien des resserrements par vice de conformation de l'apophyse coronoïde ainsi que de ceux qui sont causés par une tumeur de la parotide.

Pronostic général. On comprend par ce qui a été dit, que le pronostic est plus ou moins grave selon la nature de la constriction permanente, selon surtout qu'elle est plus ou moins prononcée et permet plus ou moins difficilement l'introduction des aliments dans la cavité buccale.

De plus, il est évident que le malade qui outre son resserrement a des abcès, des fistules donnant constamment, sera dans une position bien défectueuse et ne pourra aller qu'en s'affaiblissant. Au contraire celui qui n'a que quelques brides fibreuses sans aucune suppuration peut résister et vivre (avec bien des difficultés) parfois très longtemps.

Quant à l'âge ou les accidents sont le plus à craindre et doivent être prévus et combattus, c'est de 15 à 35 ans.

DEUXIÈME PARTIE

TRAITEMENT

Quel traitement employer ?

Dans tous les cas l'intervention chirurgicale est nécessaire.

Voyons comment il convient d'attaquer le mal, ce qu'on a fait pour cela jusqu'ici et surtout ce qu'il faudrait faire en envisageant la question dans le jour où nous l'avons placée.

On a déjà compris tous nos efforts à déplacer la question ou plutôt à faire ressortir davantage un de ses termes resté jusqu'ici presque méconnu. Et, il est facile de conclure après le rôle immense que nous faisons jouer à la dent de sagesse en particulier, que différentes opérations employées jusqu'ici dans le traitement des accidents précédemment étudiés, auraient pu souvent être évitées, si dès le commencement de l'affection on était tout d'abord allé trouver la cause du mal, afin de l'enlever d'une manière ou d'une autre selon les circonstances ; il eût, du reste, toujours été temps de recourir dans la suite à l'un des procédés indiqués.

I. — *Traitements employés jusqu'ici dans le resserrement permanent des mâchoires.*

Passons sur les anciens moyens de guérison : l'ablation de deux incisives pour permettre l'introduction des aliments (moyen plus palliatif que curatif), l'eau épileptique de Langius et d'autres recettes analogues (1).

Du reste comme celle de la question elle-même, l'histoire du traitement ne remonte pas très loin.

La dilatation graduelle employée par Tetion fut le premier traitement rationnel ; on fit usage de coins.

Bonnet pratiqua la dilatation forcée. Plus tard il fit aussi la section des muscles. Stromeyer érigea en méthode cette dernière opération. Dieffenbach sectionnait le masseter, Bonnet préférait couper le temporal. On sectionna les cicatrices, on fit de l'autoplastie par glissement de la muqueuse, par remplacement de la muqueuse par la peau (2).

Bérard le premier proposa de mettre à nu les condyles, de les sectionner avec la scie et d'amener par des mouvements répétés la formation d'une pseudarthrose.

Nous voyons enfin Velpeau, puis Carnochan et Von Bruns proposer l'ostéotomie (3).

Voilà où en était la question quand presque en même temps Rizzoli 1857 et Esmarch 1858 firent les deux opérations qui portent leurs noms.

1. Verduc. *Path. de la chirurg.* 2me édit. t. II, p. 270. 1701.

2. Serres. Traité sur les restaurations de la face. Montpellier, 1842, p. 320.

3. Boston. Med. and. Surg. 1842, d'après de Schultén.

Le 14 mai 1857, Rizzoli pratiqua une fausse articulation pour un cas d'ankylose cicatricielle. Il fit la section de l'os en avant de la cicatrice, puis il plaça entre les deux surfaces de la charpie et des coins de manière à empêcher la réunion consécutive. Le résultat de cette tentative fut heureux.

Le 22 août 1857, Ried réséqua pour remédier à une ankylose cicatricielle un fragment du corps du maxillaire long de deux pouces, de manière que la pseudarthrose correspondît à la perte de substance de la joue.

C'est alors qu'Esmarch proposa de libérer toutes les parties incluses dans la cicatrice, puis de réséquer un fragment osseux à l'angle de la mâchoire en avant du tissu inodulaire, afin de restituer le mouvement à la plus grande partie du maxillaire.

Le 31 mars 1858 Wilms pratiqua l'opération d'après le plan tracé par Esmarch ; et, le 5 mai suivant, Esmarch lui-même eut l'occasion d'appliquer son procédé (1).

Les deux procédés d'Esmarch et de Rizzoli peuvent paraître dépendants l'un de l'autre et comme deux pas successifs faits dans la même voie ; il n'en est rien, ils ont tous deux leur histoire et leur origine particulière.

Rizzoli raconte qu'il avait eu l'idée de ce procédé dès 1832, au moment où il assistait à une opération faite par Baroni pour remédier à une ankylose consécutive à une plaie par arme à feu (résection de la branche montante et d'une partie du corps de l'os) : il observa qu'à la suite de la section faite avec la scie au niveau de la première

1. W. de Schultén, p. 49.

molaire, la mâchoire devint mobile. Il avait trouvé son procédé (1).

Une circonstance fortuite avait aussi fourni à Esmarch en 1854 la première idée de son opération. Il étudiait un cas d'ankylose cicatricielle qui fut suivi de la formation spontanée d'une pseudarthrose au niveau de l'angle de la mâchoire par suite de l'élimination d'un sequestre. Il avait même exprimé son idée dans une réunion des *Curieux de la nature* à Gœttingen devant un certain nombre de chirurgiens.

Pour rester dans les limites que nous nous sommes tracées, nous ne discuterons pas la valeur de ces derniers procédés. Heath s'en occupa en Angleterre. En France d'intéressants travaux ont déjà paru à ce sujet (2). Tout récemment encore et presqu'en même temps, au nord et au midi de l'Europe, deux chirurgiens semblaient s'être entendus pour étudier cette même question (3).

Du reste, M. le professeur Verneuil a fait connaître en France, et soumis à cet examen critique consciencieux que tout le monde sait, les opérations de Rizzoli, de Ried et d'Esmarch (4).

La dilatation est surtout un moyen prophylactique et ne donne ordinairement qu'un écartement temporaire.

La section des cicatrices laisse encore bien des doutes

1. Rizzoli. Clin. chir. p. 221.
2. Duplay. *Arch. de méd.* 1864, sixième série, T. IV.
Mathé, Th. Paris 1864.
3. Bassini. 1879, de Schultén 1879.
4. *Arch. gén. de méd.* 1860, *Gazette hebdomadaire* 1863.

sur la valeur du procédé. L'autoplastie présente beaucoup de difficultés et de chances d'insuccès.

Nous verrons tout à l'heure ce qu'on doit penser des procédés qui consistent à former une nouvelle articulation. Ce sont ici les opérations les plus graves, on nous pardonnera de nous y arrêter d'une façon spéciale.

Avançons seulement, en répétant ce que nous avons dit au commencement, que si l'on était toujours intervenu, dès le début de la maladie, et si les recherches avaient d'abord porté du côté du système dentaire, les accidents pour lesquels on a été obligé de pratiquer les graves opérations dont nous venons de parler auraient souvent été prévenus, et ces opérations auraient, par là même, pu être évitées. Cette affirmation est basée sur les observations déjà citées et sur les suivantes.

Observation CXLI (1).

Homme de 29 ans, ayant eu différents accidents dentaires. En septembre 1874 violentes douleurs dentaires suivies de gonflement considérable du côté gauche de la face et d'abcès ouvert par M. Nonat au devant du masseter. Quelques jours après, à la suite de tentatives infructueuses d'extraction d'une molaire le malade éprouve un peu de difficulté à ouvrir la bouche, et les mâchoires se rapprochent complètement au bout de huit jours. L'angle de la mâchoire présente du gonflement, un nouvel abcès se forme et reste fistuleux comme le précédent. Examen le 28 janvier 1876 : ganglion sous-maxillaire engorgé à gauche, le malade ne peut ouvrir la bouche et ne se nourrit que grâce à la perte des dents à droite. Le masseter est très résistant, et paraît collé sur l'os. Pendant les efforts du malade on sent au bord

1. Heydenreich. Th. ag. obs. XLIII, p. 81.

antérieur du muscle une corde dure animée de mouvements élastiques. Peau adhérente au niveau du masseter et du maxillaire. Quelques légers mouvements dans l'articulation temporo-maxillaire. Par la bouche on sent une corde formée par le tendon du temporal, la dernière molaire est cariée et l'os est manifestement hypertrophié à ce niveau. Monsieur Richet sectionne le muscle transformé en tissu fibreux. Pas de résultat. Section de l'os en arrière de la dernière molaire. Après avoir brisé l'alvéole de celle-ci, on extrait une dent dont les deux racines sont incluses dans l'os et présentent les traces d'un travail inflammatoire. Cette dent a sa couronne dirigée du côté du bord postérieur de la mâchoire, et ses racines regardent en avant. Guérison.

Nous croyons que si le malade au lieu d'attendre ainsi six mois, eût subi dès le début l'avulsion de la dent de sagesse, tous les accidents de la fin n'eussent pas eu lieu.

Observation CXLII (1).

Jeune homme sur lequel on pratiqua l'opération d'Esmarch. En faisant la première section, la scie à chaîne rencontra la dent de sagesse enfermée dans l'intérieur de l'os qui était à cet endroit très hypertrophié.

Vient ensuite à l'appui de notre opinion la remarque faite à la Société de chirurgie au sujet de l'observation CXVII, et dont nous avons déjà parlé (2).

Enfin s'il faut tenir compte du résultat pour confirmer la justesse du diagnostic. Voyons quelques-uns de ces faits cités précédemment. Qu'est-ce qui a guéri la constriction permanente, datant de 11 mois dans l'observation I? La chute de la dent de sagesse. Dans l'observation II? La chute de la deuxième grosse molaire. Dans l'observation XII, nous voyons que l'extraction de la dent de sagesse

1. Observation communiquée par M. le docteur David.
2. Voir, page 29, ci-dessus.

guérit le malade. Dans l'observation XIII, même accident, même résultat après l'ablation. De même l'observation XIV. Dans l'observation XV après de grands désordres, la dent de sagesse tombe d'elle-même et la guérison s'en suit. De même après 4 ans, dans l'observation XVI. Dans l'observation XVII, état grave du malade, souffrances depuis plus de vingt mois; tout cesse aussi par l'extraction de la dent de sagesse et le malade guérit. (Voir plus loin la fin de l'observation).

Et pour prouver que des accidents relatifs à la troisième molaire peuvent aussi survenir quelquefois dans un âge avancé, nous reproduisons l'observation suivante.

Observation CXLIII (1).

Homme de 60 ans, ayant été atteint il y a un an, de gonflement vers la branche montante gauche, du maxillaire; au bout de six semaines fièvre intense, suppuration étendue vers le cou, ouverture fistuleuse, après la cessation de l'inflammation, les muscles restent contracturés pendant neuf à dix mois, dès que la contracture diminue, le malade vient faire examiner sa bouche. M. Richet apperçoit la dent de sagesse inférieure recouverte presque entièrement par la gencive et ne faisant saillie au dehors que par une surface peu étendue; elle était cariée; elle est extraite et l'on constate l'absence des racines, tandis que la carie n'envahit que la portion ayant percé la gencive. Le lendemain la suppuration qui durait depuis plus de dix mois était arrêtée. Guérison.

Si l'on veut distinguer entre les différents resserrements on peut voir que nous ne choisissons pas et que les cas de

1. Heydereich, *loc. cit.*, p. 81.

Voir aussi au sujet de l'époque de l'éruption de la dernière molaire, ce qui a déjà été dit p. 16, note 1.

guérison que nous venons de citer sont aussi bien pris dans les observations de resserrements par simple contracture que dans celles de resserrements cicatriciels.

L'opinion que nous avons avancée tout à l'heure repose enfin sur le grand nombre d'autres observations qui justement parce qu'elles ne sont pas assez précises et ne peuvent servir à nous contredire confirment vraisemblablement la justesse de notre manière de voir.

Que l'on considère en effet les nombreux cas déjà recueillis où les opérations tant d'Esmarch que de Rizzoli ont été pratiquées ; si l'on remarque en même temps l'âge du sujet, on est tenté de croire, et on en a le droit, qu'on aurait pu souvent en agissant dès le commencement de la maladie, éviter cette dernière extrémité. (Voir toutes les observations de l'obs. LXXVI à l'obs. CXVII et de l'obs. CXXVII à l'obs. CXXXX).

L'indication des causes est loin d'être très explicite. Il en est même une très grande partie que nous pouvons sans scrupule mettre à notre actif. Voici le relevé des causes signalées dans 57 observations :

Absence d'indication (il en est parmi ces observations ou l'auteur dit lui-même : cause inconnue 13
Phlegmons de la région temporo-maxillaire 2
Ostéopériostite 1
Périostite suppurée. 1
Nécroses. 5
Tuméfaction de la région temporo-maxillaire 1
Fièvre typhoïde 1
Scarlatine 1
Arthrite strumeuse 1
Atrhrite après scarlatine 1

Abcès de la région temporo-maxillaire 5
dont 2 à la suite de scarlatine et 1 après typhus
Noma et gangrène après typhus ou scarlatine. 21
Stomatite mercurielle. 2
Pustule maligne 1
Traumatisme 1

Abandonnons les 21 cas de resserrements attribués aux différentes gangrènes de la bouche consécutive à la scarlatine, typhus, etc, bien que rien ne prouve que le système dentaire du sujet était exempt de toute lésion.

Nous laisserons, mais en faisant la même restriction, les trois abcès consécutifs à la scarlatine et au typhus, l'arthrite par scarlatine, les deux stomatites mercurielles. Nous abandonnons tout à fait le cas de traumatisme et celui de pustule maligne.

Mais, quant aux cas où sont simplement relatés, des phlegmons de la région temporo-maxillaire, 2; une périostite, 1; une ostéo-périostite, 1; des nécroses, 5; de la tuméfaction de la région temporo-maxillaire, 1; une arthrite strumeuse, 1; des abcès dans la région temporo-maxillaire, 2; une scarlatine, 1; une fièvre typhoïde 1; et enfin quant au 13 cas de cause inconnue (et pour quelques uns, bien affirmativement inconnue) rien ne peut nous empêcher de les soumettre à notre cause, et de croire que dans tous ces cas il eût été très utile et très avantageux de porter dès le début ses recherches du côté du système dentaire, et d'agir sans plus attendre. En négligeant cette recherche ou en attendant trop longtemps on s'expose à bien des dangers. Les résultats des sections et résections du maxillaire inférieur n'ont, en effet, rien d'absolument engagageant. Ainsi sur un total de 73 opérations tant d'Esmarch que de Rizzoli (car ce n'est point un parallèle entre ces deux procédés que nous avons l'intention d'établir) nous trouvons de nombreuses récidives. Quand le succès est mentionné, c'est bien plus souvent pour relater un écartement très-insuffisant : et même dans un certain nombre d'observations, on oublie de faire part du résultat et de dire ce qu'est devenue la mobilité ; enfin, sur 73 opérés, nous trouvons 5 morts, dont 4 par pyohémie. Ajoutons encore qu'en cas de succès la moitié de la mâchoire ne peut plus servir à la mastication. Quant aux formes du visage, elles seront gravement endommagées dans la plupart des cas. Nous ne voulons pas dire par là que les deux procédés, allemand et italien amènent une égale difformité, puisqu'il ne s'agit pas d'un choix entre ces deux procédés.

II. — TRAITEMENT DU RESSERREMENT PERMANENT DES MACHOIRES DE CAUSE DENTAIRE ET PRODUIT SPÉCIALEMENT PAR L'ÉRUPTION DIFFICILE DE LA DENT DE SAGESSE.

Lorsque plusieurs procédés opératoires vous sont présentés, il faut, disait, tout dernièrement, M. le professeur Verneuil, s'arrêter à celui qui offre les garanties suivantes : bénignité, facilité, efficacité. C'est en d'autres termes, le *citò, tutò et jucundè* des anciens. Or, en face de tous les hasards des méthodes énoncées ci-dessus, si nous plaçons l'innocuité ordinaire d'une opération dentaire quelle qu'elle soit, (et la plupart du temps, c'est l'avulsion de la dent de sagesse) nous trouvons dans tous les cas une opération plus simple et presque toujours plus certaine d'amener la guérison.

On a déjà vu que le mal peut céder de lui-même quand la dent de sagesse vient à être éliminée. Oui, mais au prix de quelles souffrances, et après combien de désordres ? Le chirurgien devra donc toujours intervenir, et autant que possible dès le début. Du reste, après avoir exploré le siège du mal, il sera juge de la marche plus ou moins rapide qu'il devra donner à sa thérapeutique.

Nous diviserons notre traitement d'après les principales classes de resserrement principalement étudiés, c'est-à-dire, selon qu'ils sont produits par la contraction du masseter, par la dégénérescence des muscles, par des brides cicatricielles, ou par l'ankylose de l'articulation temporo-maxillaire.

Ces différentes classes peuvent être réduites à deux seulement : 1° *quand il y a ankylose* ; 2° *quand il n'y a pas ankylose.*

1° *Quand il n'y a pas ankylose proprement dite de l'articulation temporo-maxillaire.*

Dans les trois premières classes énoncées, l'ankylose vraie n'existe pas, et à ces trois classes, en effet, le même traitement est applicable pour aller à la recherche de la dent de sagesse.

Pour pouvoir pratiquer l'extraction il faut d'abord arriver sur la dent, et il y a pour cela différents moyens.

D'abord la narcose pourrait permettre de surmonter quelques constrictions d'origine nerveuse ; mais, ordinairement il faut pousser très loin l'anesthésie. De plus, les arcades dentaires étant très serrées en avant, les cicatrices, quand il y en a, bridant les côtés, il est impossible de saisir la langue en cas de besoin, et le malade courra de grands dangers. Cependant on a vu des malades dans ce cas (1) anesthésies sans accident et opérés avec succès.

Il semble préférable, à cause des accidents possibles de recourir à la dilatation préalable ou à l'incision.

La constriction peut elle être vaincue promptement à l'aide d'un dilatateur? On recherche librement la cause du mal et on opère facilement.

La dilatation est-elle plus difficile? On se sert d'un distillateur graduel comme fit Salter.

Observation CXLIV (2).

A. B..., 23 ans, a les dents volumineuses et les maxillaires comparativement étroits. Il a souffert depuis les trois dernières années d'attaques rémittentes de douleurs, avec tuméfaction dans la bouche et vers les angles du maxillaire inférieur, où les dents de sagesse étaient profondément enchassées et dans l'impossibilité faute d'espace de venir occuper leur place. Depuis qtatre mois il est atteint de constriction des mâchoires, cette constriction s'est produite brusquement, paraissant causée par la contraction du masseter gauche. Au moment où Salter vit ce malade, il pouvait à peine insinuer entre ses gencives le tuyau d'une pipe. Après une semaine d'usage de la vis de Maunder on put écarter suffisamment les mâchoires pour extraire la deuxième molaire gauche, la dent de sagesse se trouvant hors d'atteinte. La racine postérieure de cette dent était érodée par résorption. Au bout de vingt-quatre heures la mâchoire avait complètement perdu sa raideur, et le trismus ne se reproduisit plus.

1. M. Verneuil. Th. Heydenreich, ag. 1878, p. 83.
2. James, A. Salter 1867. Heydenreich, *loc. cit.* p. 75.

On peut encore, plus simplement, introduire entre les arcades dentaires, des coins de plus en plus gros et les laisser en place jusqu'à ce que la dilatation paraisse suffisante pour explorer et opérer.

Observation CXLV (1)

Chez le malade dont il s'agit, la joue droite formait une tumeur considérable occupant tout le côté de la face et du cou, jusqu'à la clavicule. De nombreux abcès s'ouvrirent çà et là et quelques uns restèrent fistuleux. Pendant vingt mois le malade ne put ouvrir la bouche et se nourrit au moyen de liquides introduits par une petite ouverture que laissait une dent absente. Au début on avait observé des accidents digestifs graves et une anémie profonde due peut-être au pus avalé. Il n'y eut d'amélioration qu'après l'introduction entre les arcades dentaires d'un morceau de bois cunéiforme ; au bout d'une semaine on put arracher deux dents, puis extraire des fragments d'os nécrosé appartenant à la base de l'apophyse coronoïde. Guérison deux mois après.

C'est ainsi que fit aussi Toirac dans le cas rapporté à l'observation XVII et dont nous reproduisons ici la fin. Nous la citons textuellement autant pour indiquer la marche de l'opération de Toirac que pour montrer une dernière fois les graves accidents que peut produire l'éruption difficile de la dent de sagesse, et le soulagement rapide et la guérison complète qui suivent toujours l'extraction.

1. Trudeau (*The British and. For. med. Review* oct. 1839, cité par Heydenreich *loc. cit.* p. 79

Suite de l'observation XVII

«... La santé de Joseph Boulangé, depuis l'invasion de cette maladie, était manifestement altérée, il avait beaucoup maigri, la peau était terreuse, il se plaignait souvent de coliques atroces presque toujours suivies de déjections liquides et abondantes. Depuis quelque temps surtout les digestions étaient pénibles, ce que j'attribue au mélange des aliments avec le pus fétide dont la cavité buccale était continuellement remplie. Tous les moyens avaient été mis en usage pour favoriser l'ouverture de la bouche et permettre l'extraction de la dent qui causait depuis si longtemps le désespoir du malade : émissions sanguines au moyen d'un nombre considérable de sangsues, cataplasmes émollients, résolutif, vésicatoires, révulsifs, avaient été mis inutilement en usage. L'idée me vint d'employer une force mécanique bien simple, puisqu'elle consiste le premier jour en un petit morceau de bois taillé en bec de flûte que le malade enfonce de plus en plus lui-même entre les arcades dentaires au fur et à mesure que la joue cède. Dès que la dilatation le permit on fit succéder un bouchon de liège au petit morceau de bois. Dès qu'il y eut un écartement suffisant des mâchoires pour explorer l'intérieur de la bouche, il me fut possible d'extraire la dent de sagesse, laquelle était vascillante et baignée comme sa voisine dans un pus abondant, circonstances qui facilitèrent leur évulsion.

Quatre ou cinq jours après cette opération, il se présenta un sequestre que je reconnus appartenir à la base de l'apophyse coronoïde sur lequel était moulée une petite portion de la partie supérieure de la dent ce qui indique assez qu'elle s'était trouvée arrêtée par cet os dans son évolution. On pourrait donc dans ce cas pour favoriser sa sortie en avant, faire de bonne heure le sacrifice de la deuxième grosse molaire. Huit jours après, il se présente une nouvelle portion nécrosée de l'arcade dentaire que j'enlevai assez facilement après de légères tractions. Depuis cette époque le gonflement a disparu peu à peu, et au bout de vingt jours il n'existait plus sur la joue réduite à son volume ordinaire, que les cicatrices dont j'ai parlé plus haut. »

Nous croyons avec Toirac que dans le cas où la dent de sagesse serait arrêtée ou gênée dans sa sortie par la seconde grosse molaire il faudrait sacrifier cette dernière. Salter le fit aussi dans l'observation CXLIV. Ce genre d'opération présente quelquefois des difficultés, comme le prouve l'observation suivante, pour un fait de M. Magitot.

Observation CXLV (1).

Jeune homme de 23 ans. La maladie dure depuis 15 mois. Grand affaiblissement résultant des tentatives longues et infructueuses d'une première opération. Le malade peut à peine ouvrir la bouche. Résolution fut prise de sacrifier la seconde molaire afin d'avoir un passage suffisant, tout en espérant si les circonstances le permettaient de la réimplanter et de conserver ainsi par la greffe une dent si utile aux fonctions de la bouche. La deuxième molaire enlevée au moyen de la clef de Garengeot est enfermée ensuite dans un linge imbibé d'eau tiède. Les plus gros bourrelets de tissus cicatriciels qui recouvrent la dent de sagesse sont excisés. Mais, malgré tout ce grand espace il est impossible de saisir la dent de sagesse avec n'importe quel instrument. Enfin à l'aide de la branche gauche du davier qui sert à l'extraction des bicuspides inférieures et dont le bec en forme de cuiller recourbé à angle obtus sur le manche put être glissé au-dessus de la face de la couronne qui regardait en haut (après avoir incisé la muqueuse). Un mouvement de bascule fut imprimé à la dent de haut en bas et d'arrière en avant. Alors sous la dent ayant subi déjà un commencement de luxation et ainsi légèrement ébranlée est introduite à travers les tissus indurés la branche droite d'un davier droit à mors. Le point

1. Magitot, observ. recueillie par le Dr Aguillon.

d'appui fut pris sur l'alvéole laissée libre par la deuxième grosse molaire. Un mouvement brusque de bascule souleva de bas en haut la dent qui fut rejetée par le malade. Cette dent avait un volume considérable et les racines tordues. Bien que la deuxième molaire eut été extraite depuis près de deux heures et que son alvéole fut lésée aussi bien par les manœuvres de la clef que par la pression du levier, elle fut néanmoins remise en place.

Cinq jours après tous les accidents avaient cessé, il ne restait plus qu'un peu de sensibilité de la deuxième molaire à la pression mais elle était solide dans son alvéole. La guérison fût bientôt complète.

Enfin, supposons notre constriction permanente invincible et rebelle à toute tentative de dilatation ; il ne faut pas s'exposer à fracturer le col du condyle. Il est nécessaire alors d'employer d'autres moyens.

On peut pratiquer une incision suivant le bord inférieur du maxillaire inférieur à partir de la moitié du corps de l'os jusqu'à l'angle de la mâchoire. Une seconde incision dirigée de haut en bas, partant à peu près de 3 centimètres au-dessus de l'angle de la mâchoire et suivant le bord postérieur de la branche montante viendrait rejoindre la première incision de façon à former presqu'un angle droit. Cette angle relevé donnerait un jour suffisant pour faire l'opération nécessaire,

On pourrait encore, à partir de la commissure labiale diriger une incision d'avant en arrière, suivant le bord alvéolaire jusqu'à la branche montante du maxillaire et faire à travers cette ouverture l'opération dentaire jugée nécessaire.

Si l'on rencontrait des brides fibreuses devenues osseuses, il faudrait les sectionner.

2° *Quand il y a ankylose de l'articulation temporo-maxillaire.*

Dans les cas d'ankylose osseuse bien prouvée de l'articulation temporo-maxillaire, l'avulsion de la dent est désormais inutile. Mais, nous le répétons encore, dans ces cas, il est probable que ce n'est que l'époque de la maladie qui a changé l'indication. Nous sommes, en effet persuadé que telle arthrite de l'articulation temporo-maxillaire n'aurait pas fini par produire une ankylose si l'on avait pratiqué dès le début la petite opération dont nous parlons. On a même vu de simples incisions sur la gencive au niveau de la place de la dent de sagesse faire cesser une constriction permanente au début (1).

Quoiqu'il en soit, en cas d'ankylose il est indiqué d'employer un des procédés mis jusqu'ici en usage, comme la section du condyle, les section et résection de l'os, soit du corps soit de la branche montante, selon l'étendue de la lésion et les circonstances.

1. Jourdain. Maladies réellement chirurgicales de la bouche, Paris, 1778.

CONCLUSION

I. — Un accident du côté du système dentaire en général et l'éruption difficile de la dent de sagesse en particulier sont très souvent la cause de la constriction permanente des mâchoires.

II. — Dans ces cas il faut toujours et d'abord avoir recours à l'extraction de la dent de sagesse ou à l'opération dentaire indiquée par les différents âges et les différents cas.

C'est seulement quand les lésions sont trop anciennes, lorsque l'ankylose existe ou lorsque les brides cicatricielles sont trop étendues et trop rigides, qu'on doit pratiquer les opérations employées jusqu'ici : section des cicatrices, section de l'os, résection.

Imp. A. DERENNE, Mayenne. — Paris, boul. Saint-Michel, 52.

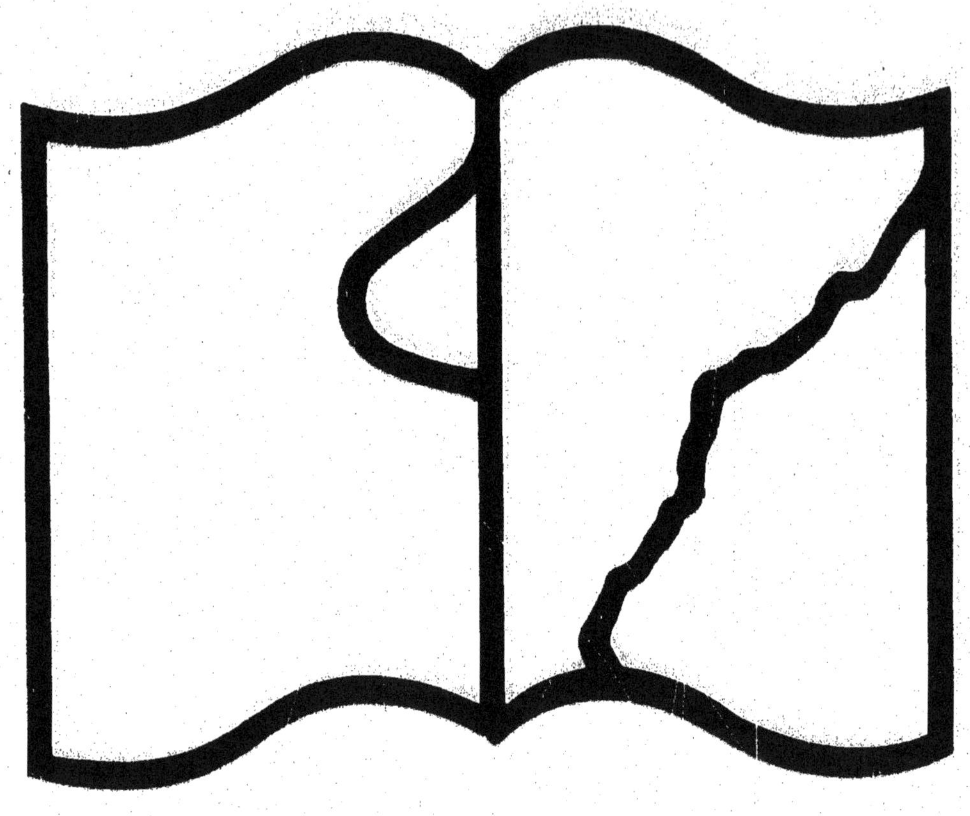

Texte détérioré — reliure défectueuse

NF Z 43-120-11

www.ingramcontent.com/pod-product-compliance
Ingram Content Group UK Ltd.
Pitfield, Milton Keynes, MK11 3LW, UK
UKHW020352250726
13967UKWH00005B/2234